الأعراض الشائعة في مراكز الرعاية الصحية الأولية

كتاب موجه للمرضى

د. حامد عمر محمد

طبيب عام
المركز الصحي القرضة
القرضة، سبها
ليبيا

2016

جميع الحقوق محفوظة للكاتب ©2016

هذه الصفحة تركت خالية عمدا

كل الحقوق محفوظة. هذا الكتاب أو أي جزء منه لا يسمح بأن تتم إعادة إنتاجه أو استعماله بأي شكل مهما كان إلا بإذن صريح مكتوب من قبل الكاتب ما عدا استعمال اقتباسات بسيطة وموجزة منه لغرض مراجعة الكتاب وتقييمه أو لأجل المقالات المنشورة بالمجلات العلمية والأكاديمية.

الطبعة الأولى 2016

رقم الإيداع الدولي للكتاب

978-1539304036

د. حامد عمر محمد

طبيب عام

المركز الصحي القرضة

القرضة، سبها

ليبيا

بريد الكتروني: 87greycolor@gmail.com

إهداء

إلى كل شخص آمن بي
إلى كل شخص علمني

كلمة شكر

أود أن أتقدم بجزيل الشكر والعرفان إلى صديقي د. عبد الله متوكل لتقديمه ما لا يحصى من الدعم والمساعدة المعنوية والمادية حتى أبصر هذا الكتاب النور. فله مني جزيل الشكر والعرفان.

هذه الصفحة تركت خالية عمداً

المحتويات

إهداء 4

كلمة شكر 5

المحتويات 7

المقدمة 9

تمهيد 13

الحرقة بالمعدة 15

الإسهال 19

الإمساك 21

الغازات والانتفاخ في البطن 23

الحرق في البول 26

رائحة النفس الكريهة 28

الكحة	30
الخفقان	33
الصداع	35
الدوار (الدوخة)	38
الإرهاق	42
الأرق	45
الهبات الساخنة	48
ارتفاع الدهون الثلاثية والكولسترول	49
الداء السكري	53
ارتفاع ضغط الدم	58
عدوى المسالك التنفسية العلوية	61

المقدمة

طب الرعاية الأولية من اهم فروع الطب وأكثرها احتكاكا بالمرضى وشكواهم، وطبيب الرعاية الأولية هو بواب الرعاية الصحية والشخص الذي يجب عليه التعامل مع أعراض المرضى وشكواهم في بدايتها ومتابعة علاجهم أو تحويلهم لأطباء الرعاية الثانوية (الاختصاصيين \ الأخصائيين).

من خلال عملي كطبيب رعاية صحية أولية واحتكاكي بالمرضى وشكواهم، اكتشفت أنه برغم قلة الإمكانيات والموارد إلا أن الكثير من التحسن في نظام الرعاية وفي نتائج العلاج يمكن أن ينجم من خلال معرفة المرضى عن أعراضهم وأمراضهم بشكل أفضل.

هذه المعرفة ستمكن المرضى من تقدير خطورة أو بساطة أمراضهم، ستريحهم نفسيا وتزيح بعض مخاوفهم، ستوفر عليهم السعي من طبيب لآخر ومن مكان لآخر للبحث عن حلول قد تكون في متناول أيديهم بالفعل، وستزيد معرفتهم بمرضهم أو شكواهم من تعاونهم مع الطبيب المعالج والتزامهم بالعلاج وبنصائح الطبيب بخصوص نظام حياتهم وعاداتهم الغذائية وغير ذلك.

هذا الكتاب البسيط هو محاولة متواضعة مني لحصر بعض الشكاوى والأمراض شديدة الشيوع بين مرضى الرعاية الصحية الأولية وتثقيف المرضى الذين يعانون منها حول حالاتهم. وأتمنى أن أكون قد وُفقت في مسعاي هذا. ويسعدني استلام أي ملاحظات من المرضى الذين يقرؤون هذا الكتاب ومن أطباء الرعاية الصحية الآخرين أو الأطباء العاملين بالرعاية الثانوية (الاختصاصية) بخصوص محتوى هذا الكتاب وعن أي أمراض أو شكاوى يرون أنه يجب على إضافتها للنسخ القادمة منه أو التفصيل أكثر في الحديث عنها.

د. حامد عمر محمد
سبها، ليبيا
2016

تنويه

الهدف من هذا الكتاب هو تبصير المريض ببعض الإمراض والأعراض الشائعة بحيث يساعده ذلك في كسب ثقة الطبيب وتقريب الفجوة بين الطبيب والمريض مما يسهل الوصول لتشخيص وعلاج الحالة ذلك أن العلاقة بين الطبيب والمريض يجب أن تقوم على التعاون.

ولان هذا الكتاب لا يغني عن طلب المشورة الطبية فاني كمؤلف هذا العمل أخلي مسؤوليتي من أي تشخيص خاطئ يتبناه المريض بعد قراءة هذا الكتاب أو أي علاج يتناوله دون استشارة الطبيب.

هذه الصفحة تركت خالية عمداً

تمهيد

لقد تعمدت في عملي هذا ألا استخدم كلمات وتعابير مبسطة في مواضع تكون فيها غير دقيقة أو تجعل وصول المريض لمزيد من المعلومات أمرا صعبا، ولما ترتب على ذلك استخدام لغة علمية فأني ههنا أعرف بعض المصطلحات التي وردت بهذا الكتاب.

أما "طب الرعاية الصحية الأولية" فقد سبق وأسلفت الحديث عنه في المقدمة، ولعل القارئ يتساءل عن معنى "التاريخ المرضي". حسنا، التاريخ المرضي يقصد به المعلومات التي يجمعها الطبيب عند لقاءه مع المريض. التاريخ المرضي لا يقتصر على المعلومات المتعلقة بالمرض مثل كم مضى على وجوده أو وجود الأعراض _ المرض أو العارض الذي مضى زمن قصير على ظهوره يوصف بأنه "حاد " أما إذا كان مستمرا لفترة طويلة تتراوح بين شهور وسنوات فيوصف بأنه "مزمن" _ بل يشمل معلومات متعلقة بشخص المريض: عمره وعرقه وعمله وعائلته وعاداته وغيرها وهذا يعرف بـ "التاريخ الاجتماعي".

ولعل أكبر فائدة ترجى من الحصول على التاريخ الاجتماعي هو التعرف على "عوامل الخطر"، فالتدخين وقلة النشاط البدني مثلا هي عادات تزيد من خطر الإصابة بأمراض القلب والشرايين ولكنها ليست السبب المباشر فبعض المدخنين لن يصابوا بأمراض القلب والشرايين _ هذا احتمال بعيد _ وليس كل من أصيب بأمراض القلب والشرايين كان من المدخنين أو أصيب بالسمنة. إذا "عامل الخطر" يقصد به الشيء الذي يزيد وجوده عند الشخص من احتمال إصابته بمرض معين وليس سببا حقيقيا للمرض.

عند السعي للتشخيص فأننا نبحث عن تغيرات تظهر في تحاليل الدم أو العينات الأخرى أو تغيرات تظهر بعد إجراء التصوير تدلنا على المرض المسبب لأعراض المريض. ما يحدث أننا لا نستطيع دائما إيجاد تغييرات تشير لمرض معين بحيث تفسر أعراض المريض وهذا ليس دائما لقلة توفر التحاليل والتصوير بل لان هناك اضطرابات توصف بأنها "اضطرابات وظيفية functional disorders" وهي الأمراض التي تفسر أعراض معينة ولكن الشخص لا يظهر أي تغييرات تركيبية مثل حصول التهاب أو وجود ورم أو نقص مادة معينة من الجسم.
الاضطرابات الوظيفية ذات علاقة معقدة بالحالة النفسية ولعل أشهر مثال لها هو "متلازمة القولون العصبي" وهي حالة شائعة جدا.

هذا فيما يتعلق بالمصطلحات التي تكرر استخدامها أما المصطلحات الأخرى فرأيت إن إيراد معناها في سياق الموضوع سيكون أسهل وأحب إلى القارئ.

الحرقة بالمعدة

من منا لم يعاني ولو مرة من إحساس بالحموضة أو حرقة في المعدة بعد وجبة دسمة. حسنا، هناك من يصفها بالصهد أو القداد بالعامية وقد يصاحبها الإحساس بالشبع والانتفاخ والتجشؤ "التقريع".

هذا العارض له سببين شائعين:

1. الارتجاع المعدي-المريئي
2. وجود تقرحات في المعدة أو الإثنى عشر.

هناك سبب ثالث ليس شائع لكن يجب استثناءه ألا وهو سرطان المعدة.

إذا كيف يمكن معرفة السبب؟

من خلال التاريخ المرضي والفحص السريري للمريض وقد تلزم بعض التحاليل.

الارتجاع المريئي هو أكثر الأسباب شيوعا وهو حالة حميدة ليست نتيجة لوجود التهاب أو ورم لكنه خلل وظيفي إذ أن ما يشبه الصمام يمنع رجوع الطعام من المعدة للمريء في الأحوال الطبيعية لكن هذا الصمام لا يعمل كما يجب لمن يعانون من الارتجاع المريئي.

إن أعراضا معينة يسأل الطبيب عنها تنذر بوجود قرحة أو سرطان في المعدة وتجعل الطبيب يطلب منظارا تشخيصيا. فلو كان المريض يعاني من حرقة في المعدة متقطعة ومرتبطة بأكل معين لكن لم يعاني من صعوبة أو ألم عند البلع؛ ترجيع دم "لونه بني داكن مثل لون القهوة" أو دم في البراز أو براز لونه أسود داكن؛ فقر الدم؛ نقص الوزن مع فقدان الشهية؛

حمى؛ ولم يكن هناك تاريخ عائلي لسرطان المعدة فإن احتمال وجود قرحة في المعدة أو سرطان ضئيل جدا ويتم تشخيص الحالة على أنها ارتجاع مريئي.

أما في وجود واحد أو أكثر من هذه الأعراض أو كان عمر المريض يزيد عن 55 عاما فيلزم عمل منظار تشخيصي لاستثناء القرحة أو سرطان المعدة.

وما هو العلاج؟

كثير من المرضى ممن يعانون من الارتجاع المريئي يتحسنون بدون تدخل دوائي وذلك لأن أطعمة وعادات معينة تكون هي المسببة وبتغييرها تختفي الأعراض بل إن الأعراض تستمر بشكل متقطع بسبب هذه العادات أو الأطعمة.

هذه قائمة بما يمكن للمريض عمله لكي يتحسن:

1. تجنب الأكل الحار والدهني والمنبهات _ الشاي والقهوة والمشروبات الغازية والكاكاو والشوكولاتة كلها تحتوي على الكافيين _ وكذا الحمضيات ومعجون الطماطم.
2. تناول وجبات خفيفة على فترات متقطعة بدل ملء المعدة بثلاث وجبات رئيسية.
3. عدم الأكل والاستلقاء مباشرة بل يستحسن الاستلقاء بعد ثلاث ساعات على الأقل من العشاء.
4. رفع الرأس عند النوم _ النوم على وسادة عالية _.

5. إنقاص الوزن؛ فمن يعانون من السمنة أكثر عرضة من غيرهم لحدوث الارتجاع المريئي.
6. ترك التدخين والنارقيلة والإقلاع عن تناول المشروبات الكحولية.

أما بالنسبة للخيارات الدوائية فهناك مضادات الحموضة التي تعمل مباشرة وتكون في هيئة حبوب للمص أو شراب وهي آمنة نسبيا ويمكن صرفها بدون وصفة طبية بشرط عدم استهلاكها بكثرة إذ أن بعضها قد يسبب الإمساك أو الإسهال وقد تمنع امتصاص أدوية أخرى.

وهناك أيضاً مثبطات إنتاج حامض المعدة مثل "الامبرازول". وهذه أيضاً يستعملها المرضى بدون استشارة الطبيب ولا بأس بذلك في حالة أن سبق للمريض رؤية الطبيب وتم تشخيص الحالة من قبل. لكن يجب على المريض مراجعة الطبيب في حالة ما ساءت الأعراض أو ظهرت أعراض جديدة. هذه الأدوية قد تسبب مغص في المعدة أو إسهال أو صداع.

أما بالنسبة لقرحة المعدة فإن علاجها يتضمن صنفين من المضادات الحيوية مع مثبطات الحموضة وذلك للقضاء على البكتيريا المسببة للقرحة المعدية بعد إثبات إنها هي السبب في القرحة. والجدير بالذكر أن مسكنات الألم مثل الأسبرين قد تكون هي المسببة للقرحة والعلاج هنا يتطلب إيقاف تناولها إذا أمكن. لذلك وجب على المريض تنبيه الطبيب باستخدامه لهذه الأدوية إذا اشتكى من حرقة المعدة.

ماذا لو استمرت الأعراض بالرغم من تناول العلاج؟

هنا يكون من واجب الطبيب طلب منظار تشخيصي للبحث عن وجود قرحة في المعدة وأخذ خزعة من أي تقرح يظهر ساعيا للتأكد من وجود بكتيريا نشطة أو سرطان والتحقق من عدم وجود فتق في الحجاب الحاجز يكون هو السبب في الارتجاع المريئي. ومن ثم توجيه العلاج حسب النتائج.

وإذا كان المنظار سليما _ سواء عمل في البداية أو بعد تجربة العلاج _ واستمرت أعراض المريض فان الطبيب سيحيل المريض لأخصائي أمراض الجهاز الهضمي وذلك للتأكد من وجود ارتجاع مريئي من خلال قياس الحموضة في المريء ومتابعة الضغط داخل المريء ومن ثم مناقشة الخيارات الجراحية للتخلص من الأعراض.

في النهاية يجب التنويه أن التسميات الشائعة مثل " تهيج في فم المعدة" أو " أعصاب المعدة" أو " وجود بكتيريا في المعدة" غير دقيقة.

الإسهال

القصد بالإسهال هو زيادة في عدد مرات التبرز حيث يكون البراز سائل أو غير متكون. إذا لم ينقضي أسبوعين على حدوث الإسهال يسمى إسهالا حادا وإذا كان الإسهال مستمرا لأكثر من أسبوعين فهو إسهال مزمن.

أن الهدف الأول للطبيب هو التأكد من عدم وجود جفاف نتيجة للإسهال خصوصاً في الأطفال وكبار السن وعلاجه في حال ظهور أعراضه من إعياء وتسارع نبضات القلب أو تدهور الوعي ...الخ.

العدوى الفيروسية هي سبب شائع للإسهال لكنها لا تحتاج لتعاطي المضادات الحيوية بل يتم صرف مسكن للتقلصات والتركيز على تناول السوائل بكثرة إلى أن يتحسن المريض في ظرف يوم أو يومين. كذلك يمكن تخفيف الإسهال بتناول ماء الأرز أو الموز وتجنب الأغذية التي تزيد الإسهال.

الإسهال الحاد أو المزمن قد لا يكون عارضاً لمرض بل يكون بسبب صنف غذائي معين أو أكثر. هنا يأتي الحليب على رأس القائمة فهناك أشخاص يفتقرون لإنزيم يهضم السكر الموجود في الحليب ويعانون من الإسهال عند تناول الحليب أو مشتقاته. ومن الأصناف المسببة للإسهال البهارات والحلويات والعصائر الصناعية والكافيين _ الموجود في الشاي والقهوة والمشروبات الغازية والشوكولاتة _ والأكل الدهني.

متلازمة القولون العصبي سبب شائع للإسهال ويعتبر التنظيم الغذائي ركيزة أساسية في العلاج. والقولون العصبي هو اضطراب وظيفي يتميز بحدوث نوبات من الآلام البطن أو عدم الارتياح يصاحبها إسهال أو أمساك.

الداء السكري قد يسبب الإسهال المزمن بسبب تأثيره على الأعصاب التي تغذي الأمعاء أو عن طريق تسببه في حالة مرضية تتميز بتكاثر البكتيريا في الأمعاء.

الاميبا الحادة هي عدوى طفيلية تتميز بإسهال غالبا متقطع أو يبدأ بالتدريج يصاحبه دم وصديد وغالباً يشعر المريض بآلام في أسفل الظهر مع حمى. تعداد كرات الدم وتحليل البراز يساعدان في التشخيص لكن تحليل البراز غير دقيق.

"الداء البطني celiac disease" هو مرض يصيب الأمعاء الدقيقة مسببا أعراض سوء الامتصاص ومن ضمنها الإسهال المزمن. الحالة يشتبه فيها في حالة وجود واحدة أو أكثر من هذه الأعراض مثل فقر الدم أو نقص الكالسيوم أو النزيف نتيجة نقص فيتامين ك وغيرها. ويزداد الاشتباه إذا كان المريض أو أحد أفراد عائلته يعانون من أمراض مثل السكري من النوع الأول، الربو الشعبي، خمول الغدة الدرقية...الخ. هؤلاء الأشخاص لديهم تحسس من "الغلوتين" وهو بروتين موجود بالقمح والشعير وكثيرا ما يضاف للأطعمة المصنعة.

إن غسل اليدين قبل الأكل والحرص على تناول الطعام طازجاً وتخزين بقايا الطعام في البراد _ يفضل تناولها في غضون ثلاث إلى أربع أيام _ والحرص على غسل الخضار جيدا وكذا التأكد من نظافة مصادر الماء في حالات السفر كلها جوانب مهمة للوقاية من التسمم الغذائي.

الإمساك

الإمساك هنا يشير إلى تعسر التبرز حيث يكون قاسيا و/أو المكوث فترة طويلة بدون تبرز وهذه الفترة تختلف بحسب ما اعتاده الشخص.

الإمساك قد يؤدي إلى حدوث شرخ في فتحة الشرج أو تطور البواسير، كما أنه يسبب الشعور بالانتفاخ ومن ثم ألم بالبطن بسبب تجمع الغازات. وقد تسد كتلة من البراز الجزء الأخير من القولون الغليظ المسمى بالمستقيم وينساب حولها براز لين فيعتقد الشخص أنه يعاني من الإسهال. هذه الحالة غالباً تحدث في كبار السن الذين يعانون من إسهال مفاجئ بكميات قليلة بعد فترة طويلة من الإمساك.

ما يلي يمثل بعض أسباب الإمساك:

- الإمساك قد يكون بسبب انسداد في الأمعاء ويشتبه فيه في حال انتفاخ البطن وعدم خروج الريح وليس فقط عدم التبرز وقد يصحبه قيء.
- الإمساك مثل كثير من الأعراض قد يكون وظيفياً متناوباً مع الإسهال عند مرضى القولون العصبي أو إمساك مزمن وظيفي بدون وجود دلالات على وجود مرض.
- قد يحدث الإمساك بسبب كبح الرغبة للتبرز بشكل متكرر بسبب الإحراج.
- الداء السكري لا يسبب فقط الإسهال فقد يسبب الإمساك.
- هناك الكثير من الأدوية التي قد تسبب الإمساك ولذلك يجب على الشخص إخبار الطبيب بكل الأدوية التي يتناولها.
- أيضاً قد يكون الإمساك بسبب الجفاف أو عدم تناول الألياف أو قلة النشاط البدني. هذه – بالإضافة إلى كبر السن – هي بالحقيقة من أكثر أسباب الإمساك شيوعا.

إذا تبين للطبيب كون الإمساك اضطراباً سببه عادات غير صحية فيجب على الشخص إتباع تعليمات الطبيب لعلاج الإمساك فلابد من

ممارسة الرياضة كل حسب عمره وقدرته وتناول السوائل بكثرة وتناول الأغذية الغنية بالألياف مثل الخضار والفاكهة مثل التمر والزبيب وتناول خبز الشعير بدل الخبز الأبيض.

كذلك يجب على الشخص أن يذهب للتبرز عند الشعور بالرغبة في ذلك وقد ينجح التدريب في ضبط مواعيد الذهاب للحمام بحيث يتجنب الشخص الإحراج دون الاضطرار لكبت الرغبة في الإخراج.

الغازات والانتفاخ في البطن

في البداية، دعني أؤكد أن الإحساس بالشبع وامتلاء البطن حتى بعد تناول وجبات خفيفة هو بسبب بطء في تفريغ المعدة لمحتواها وهذا يحدث غالبا عند من يعانون من الارتجاع المريئي وكذلك مرضى السكري ومن يعانون من خمول الغدة الدرقية. هنا سأتحدث عن الانتفاخ بسبب وجود الغازات في القولون.

إن تجمع الغازات في القولون يسبب الشعور بالانتفاخ مع كثرة التجشؤ "التقريع" وكثرة إخراج الريح وقد يكون هناك أصوات "غرغرة" بالقولون. تجمع الغازات له أسباب كثيرة كثيراً ما تكون غير مرضيّة.

وجود الغازات يكون مصاحباً للإمساك، وعند مرضى القولون العصبي، كذلك من يعانون من القلق حتى بدون وجود أعراض القولون العصبي _ غالباً بسبب العادات الغذائية السيئة أو ابتلاع الهواء عند التنفس من الفم _ وكذا قد يصاحب الارتجاع المريئي تجمع الغازات بسبب "بلع الريق" بشكل متكرر لتخفيف الحموضة.

وقد يحدث عند مرضى السكري الذي يعانون من اضطرابات بحركة القولون بشكل عام.

كذلك قد يكون عارضاً من أعراض سوء الامتصاص وهنا يصحبه إسهال. وكذا الحال مع الأشخاص الذين لا يستطيعون هضم سكر الحليب فقد لا تقتصر أعراضهم على الإسهال بل يعانون من الانتفاخ أيضا.

هدف الطبيب العام هو استثناء وجود القولون العصبي أو الأمراض التي يكون تجمع الغازات من أعراضها. لكي يصل للتشخيص، سيحتاج الطبيب لمعرفة العادات الغذائية للمريض بشكل مفصل.

بعد التشخيص سيتجه الطبيب للعلاج وهنا يجب التأكيد على أن الحبوب الطاردة للغازات في الحقيقة قد تزيد من التجشؤ أو خروج

الغازات وهذا متوقع، لذلك قد تكون مناسبة لمن يشعرون بالانتفاخ دون أن يشتكوا من كثرة التقريع أو خروج الريح. كما يجب التنبيه على أنها تمثل حل مؤقت فلابد من معالجة السبب الرئيسي.

هذه قائمة بالعادات الغذائية المسببة للغازات:

- الحديث أثناء مضغ الطعام إذ يسبب بلع الهواء.
- الأكل بسرعة.
- مضغ العلكة أو اللبان إذ يسبب بلع الهواء.
- الإكثار من البقوليات.
- الإكثار من البصل، اللفت، والكرنب.
- الإكثار من الحلويات والمحليات الصناعية الموجودة في البسكويت والعصائر الصناعية.
- الأكل الدهني لدى بعض الأشخاص.
- الأكل الحار عند بعض الأشخاص.
- الحليب والاجبان عند من لا يستطيعون هضم سكر الحليب.
- كثرة تناول المنبهات من شاي وقهوة وكاكاو شوكولاته _ غالباً عند مرضى القولون العصبي _.
- كثرة تناول المشروبات الغازية بسبب احتوائها على الغازات وكميات كبيرة من السكر.

بالإضافة إلى تجنب مسببات الغازات التي سبق ذكرها والتي تختلف من شخص لآخر _ قد يحتاج الطبيب إلى استثناء الطعام المسبب للغازات صنفا صنفا إلى أن تختفي الغازات _ ، يجب التأكيد أن تناول الأطعمة الغنية بالألياف مثل خبز الشعير والحبوب الكاملة والخضار والفواكه تساعد في تخفيف الغازات ولكن بشرط جعلها جزءاً من النظام الغذائي للشخص إذ أنها قد تسبب الإحساس بالانتفاخ وارتباك الجهاز الهضمي في البداية لكن بعد أسبوع أو أسبوعين تختفي الأعراض وتعطي نتائج إيجابية

إذ تنظم حركة القولون وتمنع تجمع الغازات. وأيضاً يعتبر الزنجبيل والنعناع من العلاجات الطبيعية للانتفاخ والغازات.

الحرق في البول

إنّ التهاب المسالك البولية يسبب الإحساس بحرقة أثناء التبول. وباعتبار التهاب المسالك البولية بسبب العدوى البكتيرية شائع جداً، فإن المريض يعتقد وجود التهاب في المسالك البولية عند إحساسه بحرقة البول وهو غالباً محق.

عند زيارة الطبيب فغالباً سيتم عمل تحليل للبول والذي سيظهر وجود خلايا صديدية بإعداد كبيرة وهذا أهم تغيير في تحليل البول لكي يتم تشخيص عدوى المسالك البولية. وبعد ذلك يتم صرف العلاج وهو عبارة عن مضاد حيوي.

هذا هو التسلسل العام لإدارة الحالة. ولكن دعونا نتعرف على الحقائق التالية:

- الحرق في البول له أسباب أخرى غير عدوى المسالك البولية. هنا لا يظهر تحليل البول التغيرات المتوقعة المصاحبة للالتهاب. هنا أعراض المريض قد تكون بسبب التغيرات الهرمونية في المهبل والمثانة البولية بعد انقطاع الدورة الشهرية "جفاف وضمور البطانة"، التهاب في قناة مجرى البول سببه الممارسة الجنسية بدون استخدام الواقي الذكري – سيلان _ لا يستجيب للمضادات الحيوية التي تصرف عادة لالتهاب المسالك البولية، حساسية في الجلد بالمنطقة التناسلية، أو تضخم البروستاتا.

- عدوى المسالك البولية سببها غالبا هو البكتيريا التي تجد طريقها من القولون _ وهي موجودة بشكل طبيعي هناك _ إلى المسالك البولية. وصول البكتيريا إلى المسالك البولية أسهل عند النساء ولهذا غالباً تتكرر الإصابة بالتهاب المسالك البولية عند النساء.

- هناك بعض العادات التي تقلل من احتمال الإصابة بعدوى المسالك البولية أو تكرارها وعلى رأسها شرب السوائل بكثرة، وعدم حبس البول، والاهتمام بنظافة المنطقة التناسلية.
- يجب التنبيه أن وجود البكتيريا في تحليل البول لا يعني بالضرورة وجود عدوى، لان البكتيريا قد تتكاثر في المسالك البولية دون أن تسبب الالتهاب وهنا لا تحتاج لعلاج في حال عدم وجود أعراض إلا في المرأة الحامل. وقد تكون العينة تحتوي على بكتيريا مصدرها الجلد وليس من المسالك البولية والتي تتكاثر إذا تركت العينة في حرارة الغرفة لساعات. لذلك لكي تكون العينة دقيقة، يتم أخذ العينة مباشرة للمختبر أو وضعها في البراد.
- ولكيلا تتلوث العينة بالبكتيريا من الجلد، يجب أيضاً مراعاة أخذ العينة من منتصف البول أي يتم ترك البول يتدفق في البداية ثم أخذ العينة من منتصف الدفق. وهذا مهم جداً لعمل المزرعة البولية.

رائحة النفس الكريهة

لا تحتاج إلى تعريف، ويجدر بالذكر أن رائحة النفس الكريهة إذا اشتكى منها المريض ولم يلاحظها من حوله فسببها نفسي. رائحة النفس الكريهة لها عدة أسباب تتراوح من الخطيرة إلى الحميدة وهنا يأتي دور الطبيب الذي سيبحث عن السبب.

رائحة النفس الكريهة قد تكون بسبب خروج مواد ينتجها الجسم بحالة المرض و تخرج مع النفس كما يحدث في حالات الفشل الكبدي الحاد أو الفشل الكلوي أو الحماض الكيتوني – أحد مضاعفات السكري الشائعة –. وكذلك المواد اللي تنتج بعد تناول بعض الأطعمة مثل الثوم والبصل أو الخمور. أو تكون بسبب وجود التهابات في المسالك التنفسية أو خراج في الرئتين حيث يسبب البلغم الرائحة. وكذلك فإن ارتجاع محتويات المعدة أو التقيؤ المستمر قد يكون هو السبب في الرائحة. وجود التهاب في اللثة أيضا يسبب الرائحة الكريهة للفم.

الأعراض المصاحبة التالية قد تكون مؤشرا لوجود سبب خطير: الكحة، ضيق التنفس، بلغم أصفر، بلغم به دم، التقيؤ، صعوبة في البلع، نقصان الوزن، فقدان الشهية والحمى.

يكون العلاج بعلاج السبب وعندما يكون السبب عدم اهتمام المريض بصحة الفم فإن اتباع النصائح التالية هو أساس العلاج:

1. ترك التدخين.

2. تنظيف الأسنان بالفرشاة والمعجون على الأقل مرتين في اليوم للتخلص من بقايا الطعام ولا يقل التنظيف بالخيط أهمية لأن الفرشاة لا تزيل بقايا الطعام العالق بين الأسنان ومن المهم أيضا

تنظيف اللسان إما باستخدام الفرشاة الناعمة أو أداة خاصة لتنظيف اللسان. وكذلك يمكن استخدام مضمضة للفم للتنظيف والتعطير.

3. في حال تناول الأطعمة التي تسبب رائحة مثل الثوم يمكن للشخص التخلص من الرائحة بتناول أوراق النعناع بعد الطعام.

4. جفاف الفم قد يكون هو السبب وراء الرائحة وله عدة أسباب وكذلك يحدث في الكبار. هنا ينصح الشخص بتناول السوائل بشكل كافي وتناول العلكة بدون سكر لتحفيز إنتاج اللعاب.

الكحة

الكحة هي رد فعل دفاعي من الجسم هدفه طرد الميكروبات والمهيجات من مجرى التنفس. لكنها أيضاً عارض مصاحب لكثير من الأمراض التي تصيب الجهاز التنفسي والقلب.

الكحة أما حادة أو مزمنة. الكحة الحادة هي التي لا تزيد مدتها عن ثلاثة أسابيع وأكثر أسبابها شيوعا هي عدوى المسالك التنفسية العلوية _انظر ص59_ ، التهاب الرئتين أو حساسية الجيوب الأنفية.

من الحالات المميزة والشائعة هي استمرار الكحة الجافة بعد أن يتحسن المريض من التهاب الجيوب الأنفية أو التهاب الحلق. هذه الكحة التي تتبع العدوى التنفسية عادة تتحسن في مدة أقصاها 3 أسابيع ولكنها يمكن أن تستمر لأكثر من 8 أسابيع. يمكن للطبيب صرف شراب مثبط للكحة أو استعمال بخاخ الستيرويد "الكورتيزون كما يعرف عامة" لمدة قصيرة.

أما أسباب الكحة المزمنة فهي كثيرة، في حال كانت أشعة الصدر سليمة ولم يرجح التاريخ الطبي أي تشخيص فإن الارتجاع المريئي، التهاب الجيوب الأنفية المزمن غالباً بسبب حساسية، أو الربو الشعبي هي أكثر أرجحية من غيرها من الأسباب حتى في غياب الأعراض المعروفة لها ولذلك يمكن معالجة هذه الأمراض بحيث تكون الاستجابة للعلاج من عدمها هي السبيل للتشخيص.

الكحة المزمنة عند من يتعاطون علاجاً لارتفاع ضغط الدم قد يكون سببها هو الدواء المستخدم لعلاج ضغط الدم فبعض الأدوية التي تعالج ضغط الدم المرتفع تسبب كحة جافة وقد تحدث الكحة بأي وقت بالرغم من أن المريض يتعاطى العلاج منذ فترة طويلة.

غالباً ستظهر الأشعة السينية للصدر تغيرات مرضية في الحالات الأخرى للكحة المزمنة.

الأسباب الشائعة للكحة المزمنة تشمل الفشل في عضلة القلب حيث تؤدي لوجود سوائل في الرئتين وغالباً يكون الشخص كبيرًا في السن ولديه مرض السكر و/ أو ارتفاع ضغط الدم. ويعاني من ضيق التنفس وتورم الساقين.

أيضا التهاب الرئتين نتيجة للدرن الرئوي هو سبب شائع وغالباً يكون المريض صغيراً في السن قادماً من بيئة فقيرة ويعاني من كحة مزمنة يصاحبها بلغم بدم وأعراض في الجسم تشمل الحمى والتعرق بالليل وفقدان الوزن.

أما عند مريض الربو الشعبي فإن الكحة المزمنة يصاحبها بلغم وغالباً يكون هناك إحساس بوجود ثقل على الصدر ووجود صوت صفير أثناء التنفس. الأعراض تحدث على هيئة نوبات غالباً في الفجر أو عند التعرض للمهيجات مثل البخور أو العطور أو الغبار.... الخ.

وكذلك الحال مع من يعانون من حساسية الجيوب الأنفية فالأعراض متقطعة تزداد عند التعرض للمهيجات. غالباً تكون الكحة مصحوبة بازدياد الرشح من الأنف والإحساس بالحرقة في الأنف أو سقف الفم والعطس المتكرر.

من الأسباب الشائعة للكحة المزمنة عند المدخنين هي حالة تتميز بوجود كحة مزمنة وبلغم مع أو بدون حدوث صوت صفير مع التنفس. هذا المرض قد يشار إليه "التهاب مزمن للشعب الهوائية" ويتميز بحدوث تغيرات في تركيبة الرئتين تشبه ما يحدث عند مرضى الربو الشعبي.

أما في حالة سرطان الرئة فالمريض غالباً رجل كان يتعاطى الدخان لسنوات كثيرة وتكون الكحة مزمنة ويصاحبها بلغم بدم و هناك أيضا فقدان في الوزن وفقدان في الشهية. غالباً تظهر الأشعة السينية للصدر تغيرات مميزة.

عندما نتحدث عن العلاج فإن الطبيب قد يفضل عدم إعطاء علاجات مثبطة للكحة إلا بعد التعرف على التشخيص وذلك للأسباب التالية:

- إسكات الكحة قد يلهي المريض عن طلب المشورة الطبية مما قد يؤخر التشخيص إلى حين ظهور مضاعفات.
- الكحة كما أسلفت لها دور دفاعي حيث تدفع بالبلغم المحتوي على الأجسام الغريبة من ميكروبات وجزيئات مهيجة إلى الخارج وتثبيطها قد يؤخر من التعافي.
- إن الأدوية المثبطة للكحة لها أعراض جانبية فقد تسبب النعاس وتؤثر على قدرة الشخص على قيادة المركبات أو تشغيل الآليات الثقيلة كما أنها تسبب الإمساك.

الخفقان

الخفقان هو إدراك المريض لنبض القلب وهو عارض له عدة أسباب تتراوح بين الغير مرضية إلى تلك التي تهدد حياة المريض.

إن الخفقان المرتبط بالمجهود فقط والذي يصاحبه ألم في الصدر أو ضيق في التنفس أو يتبعه فقدان للوعي يرجح وجود مرض عضوي مثل فقر الدم، مرض بصمامات القلب أو تضيق شرايين القلب. وقد يشعر المريض بأن النبضات تكون غير منتظمة.

ما يلي بعض أسباب الخفقان:

- وجود الحمى أو الجفاف قد يكون هو السبب وراء الخفقان. وهنا يشعر المريض بقلبه ينبض بشكل قوي وسريع ولكنه منتظم.
- الخفقان قد يكون نتيجة لكثرة استهلاك المنبهات مثل الشاي، القهوة، الكاكاو، المشروبات الغازية أو" مشروبات الطاقة " أو قد يكون نتيجة التوقف المفاجئ عن تناولها _ أعراض انسحابية _.
- إن الخفقان القوي والسريع الذي يحدث غالباً عند النوم مميز جداً لمن يعانون من اضطرابات القلق والاكتئاب.
- قد يكون الخفقان عارضا جانبيا لبعض الأدوية مثل بعض أدوية ارتفاع ضغط الدم والأدوية المدرة للبول أو الأدوية التي تستخدم لعلاج ضعف الانتصاب عند الرجال.
- ارتخاء الصمام القلنسي "وهو صمام موجود بالقلب" هو حالة حميدة تصيب صغار السن وهي قد تسبب الخفقان أو ضيق الصدر.
- قد يكون الخفقان أيضاً عارضا من أعراض فرط نشاط الغدة الدرقية.

عندما يشتكي المريض من الخفقان فان أولويات الطبيب تترتب بحيث يتم التأكد من أن المريض لا يتطلب تدخل طارئ ثم استثناء وجود مرض عضوي أما العلاج فيكون بعلاج السبب وراء الخفقان.

الصداع

إن الصداع عرض شائع وأسبابه كثيرة جدا تتراوح بين كونه اضطراب وظيفي حميد إلى كونه عارضا لمرض قد يهدد حياة المريض ولذلك يحتاج الطبيب لتشخيصه لمعلومات كثيرة معظمها تأتي من التاريخ المرضي والفحص السريري وليس من التحاليل أو التصوير.

لحسن الحظ، فان سبب الصداع عند معظم المرضى يكون حميدا بالرغم من أن معظمهم يعانون من نوبات الصداع لفترات طويلة "صداع مزمن".

الصداع قد يكون نتيجة لاضطراب في الجهاز العصبي نفسه أو قد يكون عارضا ثانويا لوجود مرض آخر.

"الصداع التوتري" هو اضطراب وظيفي سببه الرئيسي غير معروف ولكن حدوثه مرتبط بوجود اضطرابات القلق والاكتئاب، الجفاف، أو الأرق غالبا. يتميز بكونه مزمن ولكن ليس بالضرورة يوميا ويستمر لساعات. غالبا يشعر المريض بان رأسه معصوب ولا تصاحبه أعراض أخرى. وتشخيصه يتطلب استثناء سبب آخر للصداع.

هناك نوعان من العلاج للصداع التوتري: علاج مسكن في حال وجود الصداع وعلاج وقائي يعطي بانتظام لمنع حدوث الصداع. هذا إلى جانب إحداث تغييرات في نمط الحياة.

معظم الأشخاص يتحسنون بإتباع خطة علاجية تعتمد على استخدام المسكنات بجرعة كافية "1 جرام من الباراسيتامول أو 900 ملغم من الأسبرين" وبشكل غير مفرط بحيث يتم استخدام الكمادات الباردة أو الدافئة أو عمل تدليك للرأس في حال كان الصداع خفيفا تم اللجوء للمسكنات إذا لم تفلح هذه العلاجات.

إن تناول السوائل بشكل كافي وتناول الخضار والفاكهة وتنظيم مواعيد النوم وممارسة الرياضة وعلاج القلق تقلل من نوبات الصداع التوتري.

العلاج الوقائي يعطى للمرضى الذين يعانون من الصداع التوتري بشكل متكرر أو يكون شديدا بحيث يصبح الشخص غير قادر على مزاولة نشاط حياته بشكل طبيعي بالرغم من التزامه بالتغييرات في نمط حياته. حاليا هناك دواء واحد ينتمي لـ "مضادات الاكتئاب" أثبت فعاليته لهذا الغرض.

"الصداع النصفي _ الشقيقة _ " غالبا له أعراض مميزة أكثر ما يميزه انه صداع يستمر لساعات أو أيام ويصاحبه إحساس بالغثيان "دراه الكبد" أو القيء "الترجيع" وأيضا ينطوي الشخص على نفسه في غرفة مظلمة وهادئة وقد لا يستطيع تقبل الروائح أثناء نوبة الصداع. ليس بالضرورة أن يكون في نصف واحد وغالبا يكون شديدا بحيث يتغيب الشخص عن العمل أو يعزف عن حضور مناسبة اجتماعية. وتشخيصه يتطلب استثناء أسباب أخرى.

للصداع النصفي مثيرات معينة يسبب التعرض لها حدوث نوبات الصداع بعضها لا يمكن تغييره مثل التغييرات الهرمونية قبل نزول الدورة الشهرية، أو التغيير بالروتين مثل الخروج في نزهة أو المبيت عند قريب أو السفر. والبعض الآخر يكون تجنبه أو الإقلال منه جزء من العلاج.

هناك مساران رئيسان لإدارة الحالة إما الاكتفاء باستخدام المسكنات لإنهاء نوبات الصداع مع تجنب الأسباب المثيرة للنوبات أو اللجوء إلى العلاج الوقائي وهناك عدة خيارات علاجية ولكل محاسنه وأعراضه الجانبية.

العلاج الوقائي يكون لمن لا يستجيبون للمسكنات أو يكون الصداع متكررا 4 إلى 5 مرات بالشهر أو شديدا بحيث لا يستطيع الشخص مزاولة نشاطاته اليومية.

هذان النوعان من الصداع إلى جانب فقر الدم، التهاب الجيوب الأنفية، تأثيرات جانبية لبعض الأدوية تمثل الأسباب الشائعة للصداع في مراكز الرعاية الصحية الأولية والعلاج يكون بعلاج السبب.

إن من واجبات الطبيب استثناء وجود مرض خطير. كون الصداع يزداد حدة أو يستمر فترات أطول مع كل نوبة، يصاحبه قيء أو أعراض عصبية مثل ضعف بالذراع أو الرجل أو فقدان لحظي للبصر أو التشنج تمثل بعض الدلالات التي ترجح وجود مرض خطير.

الدوار (الدوخة)

من أكثر الأعراض الشائعة هي الإحساس بالدوخة ومع ذلك فمعظم المرضى لا يتبين لديهم وجود مرض خطير. هذا بالإضافة إلى العلاقة المعقدة بين الدوخة كاضطراب وظيفي ووجود القلق والاكتئاب يجعل دور الطبيب العام هو استثناء وجود مرض خطير ثم استثناء وجود مرض عضوي وقد يكتفي بطمأنة المريض بعد ذلك حتى إن فشل في الوصول لتشخيص دقيق ونهائي للحالة.

إن إحساس الدوخة عند شخص معين يختلف عن إحساس شخص آخر، لذلك أول ما يقوم به الطبيب هو محاولة تحديد ما المقصود بالدوخة التي يشعر بها الشخص. لا يجب أن يستخدم الشخص كلمة "دوخة" لوصف الإغماء أو فقدان الوعي إذ أنه عارض مختلف.

إذا كانت الدوخة هي عبارة عن نوبات يشعر المريض أثنائها بأنه سيفقد الوعي ويصاحبها ضبابية في النظر، تعرق، برودة في الأطراف، أو إحساس بالغثيان وهي تحدث عند الوقوف فجأة بعد جلوس طويل فالسبب هنا هو انخفاض مفاجئ في ضغط الدم بحيث لم يستطع الجسم ضخ الدم المتجمع في الأطراف السفلية بالسرعة والكفاءة المطلوبة. هذه الحالة تحدث عند كبار السن خصوصاً من يعانون من ارتفاع ضغط الدم أو يتعاطون مدرات البول أو أدوية موسعة للأوردة والشرايين لعلاج ارتفاع ضغط الدم أو ضيق شرايين القلب. أيضاً تحدث عند من يعانون من نقص فيتامين ب 12 ومرضى الداء السكري. أما عند صغار السن الأصحاء فقد تكون بسبب الجفاف وينصح الشخص بشرب السوائل بكثرة والوقوف تدريجياً.

أما إذا كان المريض يشعر بنفس الأعراض التي أسلفتها ولكن الدوخة تحدث عند الوقوف لفترات طويلة أو في المكان المزدحم أو عند مفاجئة

المريض بخبر أو بشيء مخيف أو مقرف مثل منظر الدم فهذا يحدث نتيجة لتغيرات لحظية في عمل القلب بحيث ينقطع وصول الدم إلى الدماغ. هي لا تحدث إلا إذا كان الشخص واقفاً. عندما يستلقي الشخص أو يفقد الوعي ويسقط على الأرض يتدفق الدم للدماغ ويفيق المريض في ظرف دقيقة أو اثنتين. هذه الحالة حميدة وليست مرضية.

إذا كانت هذه الأعراض يتبعها إغماء ولكن النوبات تحدث فقط بعد المجهود فهنا يجب استثناء وجود عدم انتظام بنبضات القلب أو مرض بالقلب.

نفس الأعراض سواء صحبها أو لم يصحبها إغماء قد تكون بسبب هبوط في ضغط الدم أو انخفاض مستوى السكر في الدم ويشتبه في الحالة حسب التاريخ المرضي للمريض.

إذا كانت الدوخة التي يشعر بها المريض هي إحساس بأن الأشياء تدور من حوله أو أنه يدور وهو في مكانه فهي على الأرجح تكون بسبب اضطراب في الأذن الداخلية أو الشبكة العصبية المسئولة عن التوازن وقد يصحبه الإحساس بالغثيان والتقيؤ. هنا قد يحيل الطبيب العام المريض إلى أخصائي أمراض الأذن والأنف والحنجرة. هذا الدوار قد يكون مصاحباً لالتهاب الجيوب الأنفية أو الحلق ويتحسن في ظرف أيام. أيضاً التيبس بعضلات العنق أو وجود احتكاك بالفقرات العنقية قد يسبب الإحساس بالدوران عند حركة الرأس.

أما إذا كان المقصود بالدوخة هي عدم القدرة على المشي باتزان بحيث يجد المريض نفسه يترنح عند المشي فغالباً سببها يكون وجود اضطراب بالجهاز العصبي، خصوصاً في حال وجود تقيؤ أو ازدواجية بالنظر مع الإحساس بالدوران عند الحركة وليس فقط عدم الاتزان.

إذا كان الشخص يشعر عند حدوث الدوخة بأنه "انفصل" عن العالم أو انتقل إلى عوالم أخرى فسيقوم الطبيب بإحالته للاستشارة النفسية.

هناك من يصف إحساسه بالإرهاق بالدوخة. عندما يتبين للطبيب ذلك سيقوم بالتعامل مع المريض كونه يعاني من الإرهاق.

الدوخة قد تكون مصاحبة للصداع النصفي والتشخيص سيكون سهلاً إذا كان المريض يشعر بالصداع لكن بعض المرضى يعانون من الدوخة بدون أن يشتكوا من الصداع. يشتبه في الحالة إذا كانت الدوخة تحدث على شكل نوبات تحدث بعد التعرض لنفس المثيرات التي تثير الصداع النصفي مثل الكافيين الموجود بالشاي أو القهوة أو الشوكولاتة أو وجود تاريخ عائلي للصداع النصفي والعلاج يكون باستخدام العلاج الوقائي للصداع النصفي.

"دوار الشيخوخة "هو التشخيص الذي قد يصل إليه الطبيب عندما يكون الشخص المسن يعاني من الدوخة ولا يتبين للطبيب سبب واحد ومباشر بل يترجح وجود عدة أسباب مجتمعة عند المريض. فكبار السن يعانون من ضعف النظر، ضعف البنية العضلية، صعوبة الحركة نتيجة الآلام المفاصل وتآكلها نتيجة الاحتكاك، أضف إلى ذلك وجود الأمراض العصبية من جلطات دماغية تؤثر على حركة العضلات أو هبوط الضغط عند الوقوف نتيجة لنقص فيتامين ب 12 أو الداء السكري، أو تناول الأدوية التي قد تسبب الدوخة مثل مدرات البول والأدوية الموسعة للشرايين. باعتبار كثير من هذه الأسباب لا يمكن علاجها فإن الطبيب سيركز على تجنب السقوط لدى المسن وسينصح بالتالي:

1. استخدام العكاز لدعم الحركة.
2. ألا يعيش المسن لوحده.
3. ألا يتسلّق المسن السلالم.

4. أن يكون بالمنزل إضاءة جيدة والتأكد من عدم ترك الأشياء على الأرض حتى لا يتعثر المسن.
5. الحرص على عدم ارتداء حذاء يزلق.

الإرهاق

المقصود بالإرهاق هنا هو شعور الشخص بفقدان النشاط وعدم الرغبة في القيام بأي مجهود. أول ما يقوم به الطبيب هو أن يستوضح من المريض هل يشعر بالإرهاق أو الآلام بالعظام، المفاصل، أو العضلات.

الإرهاق يندرج ضمن الاضطرابات الوظيفية ولكنه قد يكون عارضا للائحة طويلة من الأمراض. غالبا يكون الإرهاق عند الأصحاء بسبب الجفاف، اضطرابات النوم، ووجود القلق و/أو الاكتئاب أو القيام بمجهود غير اعتيادي.

الطبيب يعتمد على جمع معلومات عن المريض لكي يبحث عن سبب الإرهاق وهنا التاريخ الاجتماعي للمريض شديد الأهمية، فعمر الشخص، وجنسه وطبيعة عمله وكونه مدخن أو لا كلها معلومات تساعد في التشخيص. الهدف أولا هو استثناء مرض خطير.

هذه أهم الأنماط التشخيصية:

- إرهاق مزمن في رجل كبير في السن مع نقص الوزن وفقدان الشهية: يجب استثناء وجود سرطان خصوصا في حال كون الشخص مدخنا مع وجود أعراض مثل كحة وبلغم بدم أو تقطيع بالبول أو دم بالبراز.
- إرهاق مزمن في امرأة متوسطة إلى كبيرة بالسن مع الآلام بالأطراف أو بالعنق أو الظهر: يشتبه في اضطراب وظيفي يتميز بالآلام منتشرة بالجسم، إرهاق، اضطرابات بالنوم وضعف بالتركيز ووجود القلق والاكتئاب "fibromyalgia،chronic widespread pain" .

* إرهاق مزمن عند امرأة صغيرة في السن مع اضطرابات بالدورة الشهرية، تنميل، الآلام بالكتف أو الحوض، انتفاخ الوجه، أحساس بالبرودة حتى بالجو الحار: يرجح وجود خمول بالغدة الدرقية.
* إرهاق مزمن مع خفقان وضيق التنفس بعد المجهود، صداع ودوخة، تنميل بالإطراق، فقدان الشهية، واضطرابات الدورة الشهرية عند امرأة يرجح وجود فقر الدم.
* إرهاق مزمن مع الآلام وانتفاخ بالمفاصل ووجود حمى غالباً مع طفح جلدي أو جفاف بالعين أو الفم يشتبه بوجود مرض روماتزمي مثل "الذئبة الحمراء" أو "التهاب المفاصل الروماتزمي" وهذه أكثر شيوعاً عند النساء.
* الإرهاق المزمن مع فقدان النوم في الليل والنوم ساعات كثيرة بالنهار مع وجود مشكلة الشخير عند مريض يعاني السمنة يرجح وجود حالة تعرف "انقطاع التنفس عند النوم".

الإرهاق المزمن قد يكون هو العارض الوحيد لمرضى التهاب الكبد الفيروسي المزمن من النوع بـ.

أن ممارسة التمارين الرياضية بانتظام وتنظيم مواعيد النوم والحفاظ على شرب السوائل حسب احتياج الشخص هو دعامة أساسية لعلاج الإرهاق الوظيفي وقد يلجأ الطبيب لجرعات صغيرة من مضادات الاكتئاب أما في حال وجود مرض عضوي فسيتحسن الإرهاق بعلاج السبب.

من يعاني من الإرهاق الوظيفي غالباً يشعر بعدم الرغبة في مزاولة أي نشاط ويظل يتحين الوقت الذي يأتيه الدافع للقيام بالتمارين، لكن الفكرة هنا أن الدافع يأتي بعد المحاولة فالأمر أشبه بإعطاء السيارة دفعة

لكي يشتغل المحرك، فالرغبة هنا مثل محرك السيارة الذي لا يشتغل والقيام بالتمارين مثل اعطاء هذا المحرك دفعة لكي تسير السيارة.

هناك أيضا الاعتقاد بأن التمارين قد تزيد الإرهاق وآلام مما يجعل الشخص يرفض الفكرة. ما يحدث هنا أن الإحساس بالإرهاق والالآم هو في الحقيقة إحساس _ أي سببه اشارات عصبية خاطئة تصل للدماغ مثل "الإنذار الكاذب" _ لكن الجهاز الحركي من عظام وعضلات ومفاصل كله سليم وبالتالي لا خوف من تدهور الحالة مع إن بعض الآلام متوقعة في الأيام الأولى لكنها لن تستمر. الأمر أشبه بالتعامل مع مشكلة بالكمبيوتر عندما تكون كل الأجزاء والقطع سليمة والمشكلة متعلقة بالبرمجيات تنتهي بأجراء تحديث أو تنزيل برنامج.

الأرق

الأرق كتعريف شامل يقصد به النوم الغير كافي، إما نتيجة إيجاد صعوبة في بدء النوم، أو الاستيقاظ مبكرا أو النوم المتقطع.

الأرق هو تجربة سيئة لا يوجد شخص يتمنى أن يمر بها لكنه ليس دائما عارضا مرضيا. من منا لم يفقد النوم الكافي ليلة أو بضع ليالي نتيجة لتغيير جدول النوم كما يحدث عند السفر أو المبيت في مكان جديد أو وجود ما يسبب التوتر كانتظار الامتحان أو نتيجته. هذا الأرق عارض ولا يستمر. بالإضافة إلى ذلك فان الأرق الذي يستمر فترة قصيرة لا تتعدى 3 أسابيع عادة يكون هو أيضا عارضا غير مرضي بل مرتبط بسلوكيات لا تشجع على الحصول على النوم الكافي.

قد يعاني الشخص من الأرق لفترة تصل لشهور أو سنوات وكلما طالت الفترة زاد احتمال وجود مرض ثانوي يسببه أو وجود اضطراب في آلية النوم. من هنا فواجب طبيب الرعاية الصحية الأولية هو استثناء وجود الأمراض الشائعة التي تفسر الأرق وتعليم المريض "صحة النوم" وبالطبع إحالة المريض إلى الطبيب المتخصص إذا تبين احتياجه لذلك.

إذا فقدان النوم نتيجة الألم أو الحمى سيوجه الطبيب لمناقشة تلك الأعراض. وقد يستيقظ المريض مرارا وتكرارا من النوم بسبب كثرة التبول وهنا يبحث الطبيب عن تفسير لكثرة التبول. هناك مرضى يعانون من " انقطاع التنفس أثناء النوم" وهؤلاء غالبا ينامون ساعات طويلة نهارا ولا ينامون بالليل ويعانون من الإرهاق، الشخير، والصداع عندما يستيقظون من النوم وكثير منهم يعانون من السمنة. اضطرابات النوم قد يكون سببها وجود اضطراب في الغدة الدرقية، وهنا يشتكي المريض من أعراض أخرى كثيرة تشمل – أو تكاد – كل أعضاء الجسم.

لو ظهر وجود سبب ثانوي للأرق تتم معالجته أما لو تبين عدم وجود مؤشرات لمرض عضوي واستبعد حاجة المريض للإحالة الطبيب النفسي بسبب وجود اضطرابات الاكتئاب والقلق فان علاج المريض يتكون من شقين: شق دوائي قصير المدى وآخر سلوكي الهدف منه إعادة ضبط "الساعة البيولوجية" للمريض _ المركز بالدماغ الذي يخبر الجسم أنه حان وقت النوم أو الاستيقاظ _ وتغيير السلوكيات المسببة للأرق.

من الأدوية المتاحة لطبيب الرعاية الصحية الأولية لصرفها هي بعض الادوية التي تدخل في تركيب كثير من أدوية الرشح والكحة والمعروفة بكونها تسبب النعاس، إذ يمكن صرفها للمريض لمدة لا تزيد عن 10 إلى 14 يوم – ذلك لان الجسم يعتاد عليها بعد ذلك إذا جاز التعبير ولا تعود فعالة –. وهي لا تصنف كأدوية عصبية ولا تسبب الإدمان.

الخيار الأخر هو "مضادات الاكتئاب ثلاثية الحلقة TCA" وهذه تصنف كأدوية عصبية ولكنها لا تسبب الإدمان ولها استخدامات كثيرة في مجال الرعاية الأولية لعلاج الاضطرابات الوظيفية. وبالرغم من أعراضها الجانبية الكثيرة إلا أنها تختفي بعد فترة من الاستمرار على العلاج وهي مرتبطة بالجرعة_ لذا يبدأ الطبيب عادة بجرعة صغيرة_.

أما الجانب السلوكي _ صحة النوم _ فيتمثل في التالي:

1. تنظيم مواعيد النوم بحيث يستيقظ الشخص وينام في نفس الوقت يوميا ما أمكنه ذلك – يختار الشخص أكثر وقت يشعر فيه بالنعاس –.

2. إذا استيقظ الشخص ليلا ولم يستطع النوم، يقوم بعمل شيء يجلب النعاس كمشاهدة التلفاز أو الاستماع للراديو أو القراءة حتى إذا شعر بالنعاس رجع للفراش.

3. تقليل ساعات النوم في النهار "القيلولة" بحيث تقتصر على نص ساعة.

4. التوقف عن تناول المنبهات ليلا وكذلك تقليل كمية السوائل حتى لا ينقطع النوم بسبب الرغبة بالتبول.

5. عمل حمام دافئ، تناول كاس من عصير الليمون أو شراب البابونج "الفلية" قبل النوم له تأثير مهدئ.

6. التحضر للنوم بحيث يتم إنهاء كل الأعمال وإجراء كل الترتيبات قبل موعد النوم.

7. تجنب الأكل أو العمل في غرفة النوم قدر الإمكان مع مراعاة أن تكون الغرفة مريحة وذات حرارة مناسبة.

8. النوم في غرفة مظلمة وتقليل التعرض للأجهزة الالكترونية والهواتف قدر الإمكان أثناء الذهاب للنوم.

9. يمكن الاستماع إلى موسيقى خافتة أو القران الكريم أثناء النوم.

الهبات الساخنة

الهبات الساخنة هي واحدة من الأعراض التي قد تحدث للنساء في الفترة ما بعد سن الأربعين. هي تحدث نتيجة للاضطرابات الهرمونية والتي تنذر بقرب انقطاع الدورة الشهرية أو انقطاعها بالفعل. بناءا على ذلك فهي حالة حميدة وليست مرضاً بحد ذاته. بالرغم من إنها قد تكون مصدر قلق أو ضيق للمرأة.

الحالة تحدث على شكل نوبات تبدأ النوبة بالإحساس بضغط على الرأس يتبعه بفترة قصيرة إحساس مفاجئ بالسخونة خصوصا في الرأس والرقبة والصدر بعدها تتصبب المرأة عرقاً وتختفي السخونة. تكرار النوبات بالليل يؤدي إلى الأرق وما يترتب عليه من اكتئاب، إرهاق مزمن، مزاج سيء، ضعف التركيز، تدهور الذاكرة. النوبات قد تكون مرتبطة بالأكل، النشاط البدني، أو الانفعال.

النوبة الواحدة قد تستمر فترة تتراوح بين لحظات قصيرة إلى عشر دقائق وتتكرر بشكل غير منتظم من مرة إلى مرتين بالساعة إلى مرة إلى مرتين بالأسبوع، غالبا تستمر الهبات الساخنة بالحدوث لسنتين أو ثلاث ولكنها يمكن أن تستمر لما يزيد عن ست سنوات. هذه النوبات لا تمثل حمى.

حاليا هناك عدد محدود من العلاجات التي قد تخفف من الهبات الساخنة ويظل العلاج بإعطاء هرمون الاستروجين الذي تنخفض مستوياته عند المرأة بعد انقطاع الدورة الشهرية هو الأكثر فعالية، ويجب أن تعلم المريضة أن العلاج له تأثيرات سلبية قبل موافقتها على تناوله.

ارتفاع الدهون الثلاثية والكولسترول

يعزو كثير من المرضى -والأطباء-الأعراض التي لم يتم تشخيص سببها إلى ارتفاع بالدهون الثلاثية أو الكولسترول إذ يظهر التحليل ذلك. سأتطرق هنا إلى التعريف بالقيم الطبيعية للدهون الثلاثية والكولسترول وعرض بعض الحقائق المتعلقة بالارتفاع المرضي للدهون الثلاثية والكولسترول.

الكولسترول يكون مرتبطاً مع بروتينات وعلى هذا الأساس هناك ثلاثة أنواع رئيسية يمكن قياسها هي "البروتينات الدهنية عالية الكثافة "،"البروتينات الدهنية منخفضة الكثافة" مع قياس الدهون الثلاثية.

الدهون الثلاثية مصدرها من الغذاء سواء ارتفاع مباشر بعد وجبة دهنية أو وجود فائض من السعرات الحرارية يختزن على شكل دهون تحت الجلد لذلك فالسمنة من أسباب ارتفاع الدهون الثلاثية. أما الكولسترول فإن جزء منه يقوم الجسم بتصنيعه.

ارتفاع الدهون الثلاثية و/ أو الكولسترول ليس مرضاً بحد ذاته وإنما هو عامل خطر يزيد من احتمال إصابة الشخص بالجلطة القلبية أو الدماغية إذ يساهم في حدوث "التصلب العصيدي" _ أي تراكم الدهون في جدران الشرايين مما يؤدي إلى تضيقها_.

لكي أكون دقيقاً فإن البروتينات الدهنية منخفضة الكثافةLDL هي النوع من الكولسترول الذي يمثل عامل خطر وارتفاعه المرضي يتطلب العلاج " يمكن تسميته بالكولسترول الضار" أما البروتينات الدهنية عالية الكثافة HDLفلها دور وقائي وتعرف بـ "الكولسترول الجيد".

على هذا الأساس ليس كل شخص لديه ارتفاع في قيم الدهون الثلاثية و/ أو الكولسترول يحتاج للعلاج وتعتبر قيمة البروتينات الدهنية منخفضة

الكثافة هي الأساس الأول لتقييم الحالة ومتابعة تأثير العلاج، من جانب آخر فمرضى السكري بعد الأربعون عاماً ومن يعانون مسبقاً من جلطة قلبية أو دماغية يحتاجون للعلاج بغض النظر عن قيمة الدهون الثلاثية و / أو الكولسترول.

ارتفاع الدهون الثلاثية والكولسترول ليس لديه أعراض غالبا، ولأنه بدون أعراض فالفحص المبكر مطلوب وهو يبدأ بعد عمر العشرين ويعاد كل خمس سنوات إذا كانت القيم غير مرتفعة ولا يعاني المريض من أي عوامل خطر أخرى للإصابة بتضيق الشرايين التاجية التي تغذي القلب.

الارتفاع المرضي للدهون قد يكون نتيجة وجود مرض آخر مثل السمنة والداء السكري وخمول الغدة الدرقية أو مرض بالكلى. معظم الأحيان يكون الارتفاع نتيجة لتداخل عدة عوامل وراثية مع عوامل بيئية _ نظام غذائي سيء، قلة النشاط البدني، التدخين أو شرب المسكرات _ مع وجود السمنة أو السكري.

تقييم كون الشخص يعاني من ارتفاع الدهون الثلاثية و/ أو الكولسترول يبدأ بعمل تحليل للبروتينات الدهنية عالية الكثافة HDL والبروتينات الدهنية منخفضة الكثافة LDL والكولسترول الكلي وتحليل قيمة الدهون الثلاثية. التحليل يتطلب الصيام لمدة 12 ساعة وبسبب تأثر التحليل بعدة عوامل فإن الطبيب يحتاج على الأقل حساب متوسط ثلاثة قراءات "كل قراءة بعد أسبوع من سابقتها".

الخطوة التالية بعد ظهور ارتفاع في تحاليل الدهون هي استثناء وجود سبب ثانوي وتحديد ما إذا كانت قيمة البروتينات الدهنية المنخفضة الكثافة LDL تتطلب العلاج الدوائي أو تغيير نمط الحياة أو أنها طبيعية حسب عمر المريض وجنسه ووجود عوامل خطر أخرى من عدمه.

تغيير نمط الحياة هو تدخل يهدف إلى تخفيض مستويات الدهون الثلاثية والكولسترول الضار ورفع مستويات الكولسترول الجيد بالإضافة إلى تحسين صحة القلب والشرايين. وهو يشمل:

1. إنقاص الوزن الزائد.
2. ممارسة الرياضة بانتظام مثل المشي بخطوة سريعة مدة نص ساعة ثلاث مرات بالأسبوع على الأقل.
3. الإقلاع عن التدخين.
4. الإقلاع عن المسكرات.
5. تجنب الدهون المتحولة" مثل المارجرين" فهي أخطر أنواع الدهون واستبدال اللحوم الحمراء باللحوم البيضاء لأن اللحوم الحمراء تحتوي نسبة أعلى من الدهون المشبعة الضارة والإقلال من استخدام الزيوت النباتية والسمن ـ تحضير الطعام بالشواء أو السلق بدل القلي ـ. وكذلك يستحسن التخلص من جلد الدجاج وعدم تناول صفار البيض وتناول الحليب خالي أو قليل الدسم.
6. تناول زيت الزيتون والأسماك بانتظام فهي غنية بالدهون الغير مشبعة "اوميجا 3" المفيدة للقلب والشرايين والدماغ. تناول السمك مرتين بالأسبوع مثلاً.
7. المكسرات غنية بالدهون الغير مشبعة والألياف والبروتين والكالسيوم لذلك فلها قيمة غذائية عالية لكنها أيضاً تحتوي على الدهون المشبعة لذلك فإن الحصة اليومية يستحسن ألا تزيد عن حفنة يد.
8. الإقلال من تناول السكريات البسيطة مثل سكر المائدة و "الفركتوز" الذي يدخل في الأطعمة المصنعة مثل البسكويت.
9. الإكثار من تناول الألياف الغذائية من حبوب كاملة "خبز الشعير" وخضار وفواكه.
10. تنظيم سكر الدم.

عند اللجوء للعلاج الدوائي فإن الاستجابة تقاس بعد فترة تتراوح من 6 إلى 12 أسبوعا من خلال إعادة التحاليل.

الداء السكري

من أكثر الأمراض شيوعاً هو الداء السكري وهو مرض مزمن تلعب فيه معرفة المريض بمرضه والتزامه بتعليمات الطبيب المعالج الدور الكبير في تحقيق السيطرة على هذا المرض. بسبب كونه مرضاً مزمناً، فإن كثيراً من الناس يعتبر السكري صديقاً للإنسان ولكن المعرفة العلمية بمضاعفات السكري والدلائل الحية على تدهور جودة حياة من يعاني منه تجعل منه أكبر عدو للصحة. ما يحاول الطبيب عمله مع مريضه هو "عقد هدنة" مع هذا الداء من خلال إجراء تغييرات جادة في نمط الحياة والالتزام بالعلاج.

لعل المقام لا يسعني هنا أن أتطرق إلى كثير من التفاصيل لكني سأحاول أن أقدم المعرفة التي لها فائدة عملية.

أولاً: ما الذي يحدث عند مريض السكري؟

الذي يحدث هنا أن الشخص لديه نقص في هرمون الأنسولين الذي يفرزه البنكرياس أو عدم استجابة الخلايا له. طبيعياً يفرز الأنسولين كاستجابة لارتفاع سكر الدم بعد تناول الطعام أو من العمليات الداخلية بحيث يعمل على إرجاع سكر الدم للحدود الطبيعية.

فقدان وظيفة الأنسولين تؤدي إلى ارتفاع سكر الدم بشكل دائم وهذا يحدث تغيرات في تركيب جدران الأوعية الدموية التي تغذي القلب، الدماغ، الكلى، الأطراف، شبكية العين والأعصاب التي تغذي الأطراف وتلك التي تنظم الوظائف الداخلية للجهاز الهضمي. هذه التغيرات تحدث على مدى سنوات وتسبب تضيق الشرايين.

بسبب ذلك فإن السكري يسبب الإصابة بالجلطة القلبية، الجلطة الدماغية، الفشل الكلوي، فقدان الإحساس بالأطراف وظهور التقرحات

وعدم التئام الجروح وحدوث "الغرغرينا" التي تنذر بفقدان الرجل أو الساق، انفصال الشبكية الذي يهدد البصر، اضطرابات فسيولوجية مثل الإمساك أو الإسهال أو بطء تفريغ المعدة الذي يسبب التخمة وضعف الانتصاب وسهولة حدوث العدوى...وغيرها. طبعا لا تحدث كل هذه التغييرات عند كل مريض ومع ذلك لا يمكن ترك السكري بدون علاج.

ثانياً: كيف يتم تشخيص الإصابة بالسكري؟

يعتمد التشخيص على قياس سكر الدم بعد الصيام مدة 8 ساعات مع أو بدون قياس سكر الدم بعد الأكل بساعتين أو عمل التحليل التراكمي.

يتم التشخيص إذا كان السكر عند الصيام يصل إلى 126 ملغم/ديسيلتر أو يزيد أما من يجري التحليل بعد الأكل بساعتين فان 200 ملغم/ديسيلتر أو تزيد تعتبر تشخيصية ويعاد التحليل في كلتا الحالتين للتأكد. وتكفي قراءة واحدة عشوائية 200 ملغم/ديسيلتر أو تزيد للتشخيص إذا كان الشخص لديه الأعراض الكلاسيكية للسكري " كثرة التبول، كثرة شرب الماء، ازدياد الشهية للأكل مع أو بدون نقصان الوزن".

ثالثاً: هل يمكن التنبؤ بحدوث مرض السكري وما الذي يمكن عمله وقتها؟

نعم. فهناك عوامل خطر تزيد من احتمال إصابة الشخص بالسكري. وتشمل:

1. السمنة.
2. عدم وجود نشاط بدني.
3. وجود فرد من العائلة يعاني من السكري.

4. قراءة السكر عند الصيام تتراوح بين الحد الأعلى للطبيعي _ 110 ملغم/ديسيلتر _ لكن لا تصل إلى 126 ملغم/ديسيلتر وتعرف الحالة بـ "ما قبل السكري".
5. الإصابة بسكري الحمل من قبل.

هنا يمكن التدخل الدوائي و/ أو الغير الدوائي لتأخير أو منع ظهور السكري في المستقبل. ويعتبر تغيير نمط الحياة حاسم جداً.

رابعاً: ما هو العلاج؟

الداء السكري داء مزمن لا شفاء يرجى منه _ للآن _. ما يتم عمله هو محاولة السيطرة على سكر الدم من خلال خفض مستوياته بالأدوية _ ويدخل ضمنها الأنسولين _ إلى جانب التنظيم الغذائي للحد من أو تقنين تدفق السكر للدم، إلى جانب ممارسة الرياضة التي تحسن من استجابة الخلايا للأنسولين. هذه هي أركان العلاج.

الحفاظ على سكر الدم عند الصيام يتراوح بين 90-130 ملغم/ديسيلتر، والحفاظ على مستوى السكر أقل من 180 ملغم/ديسيلتر بعد الأكل بساعتين والسكر التراكمي أقل من 7% يمثل بشكل عام الهدف من العلاج.

ويحتاج مريض السكري إلى المتابعة الدورية من خلال إجراء التحليل التراكمي كل ثلاثة أشهر والكشف الدوري للفم والأسنان كل ستة أشهر وعمل تحليل الدهون الثلاثية والكولسترول، الكشف عن الزلال بالبول، بالإضافة إلى تحليل وظائف الكلى كل ستة أشهر إلى سنة. وكذلك يتم فحص شبكية العين سنوياً وذلك لغرض الكشف المبكر عن المضاعفات.

لعل ما يصعب العلاج هو حقيقة أننا نحاول الإبقاء على سكر الدم في المدى الطبيعي دون أن نسبب هبوطاً في سكر الدم والذي يعتبر أكثر خطورة من المرض نفسه إذ يهدد الحياة.

ولعلي أتطرق بشيء من التفصيل عن التنظيم الغذائي:

- هناك ثلاث مكونات رئيسة للطعام: إما كربوهيدرات أو دهون أو بروتين.
- هدف التنظيم الغذائي هو تقليل كمية الكربوهيدرات التي تتحول لسكر في الجسم. والتركيز على الكربوهيدرات التي تمتص ببطء لكيلا يرتفع السكر بشكل كبير وسريع بعد الأكل. من أمثلة الكربوهيدرات: السكريات مثل سكر المائدة والعسل والفركتوز "سكر الفاكهة وموجود في البسكويت المصنع"، النشويات مثل البطاطا، الأرز، المعكرونة، الخبز، العصيدة و "الكسكسي" وغيرها من مشتقات القمح والشعير.
- ثاني مكون غذائي يتم الحد منه هو الدهون المتحولة والدهون المشبعة مثل الموجودة باللحوم الحمراء والزبدة والسمن والمقالي. واستبدالها بالدهون الغير مشبعة مثل الموجودة بزيت الزيتون والأسماك. _انظر ارتفاع الدهون الثلاثية والكولسترول بالأعلى_.
- البروتين والألياف عنصر أساسي في الوجبات. يتم التركيز على البروتين الموجود باللحوم البيضاء مثل الدجاج والأسماك إلى جانب البيض والبقوليات. والألياف موجودة بالخضار والفاكهة والمكسرات.
- كذلك يتم تنظيم مواعيد الأكل فبدل تناول ثلاث وجبات كبيرة يتم تناول وجبات صغيرة على فترات متقطعة.

قد يكون التنظيم الغذائي صعب جداً لكن هناك خدع بسيطة يمكن أن تساعد:

1. النظام الغذائي لمريض السكري هو حمية متوازنة ليس أكثر واتباع كل أفراد العائلة لها مشجع جداً للمريض.
2. كل وجبة رئيسية عبارة عن ثلاثة أصناف: نبدأ بالخضار والفاكهة لان الألياف تسبب الإحساس بالشبع بحيث تشكل نصف كمية الوجبة. ويتكون ربع الوجبة من شوربة عدس، فاصوليا، فول، دجاج، تونا، أو بيض مسلوق. والربع الأخير من الوجبة يكون نشويات مثل بضع ملاعق محسوبة من المعكرونة أو الأرز أو الكسكسي... الخ.
3. تأكد من شرب الماء قبل الوجبة فهو يساعد على الشبع وشرب الماء بشكل كافي طيلة اليوم.

ارتفاع ضغط الدم

ارتفاع ضغط الدم من الأمراض المزمنة الشائعة والتي يشوب تشخيصها وعلاجها بنجاح صعوبة إن لم يكن المريض عارفاً بالمرض وما يجب عمله لعلاج ناجح.

لا توجد قيمة طبيعية واحدة لضغط الدم فلكل شخص ضغط دم ذو قيمة معينة تزداد مع العمر. لذلك يجب على الشخص السليم قياس ضغط دمه بشكل دوري لكي يتعرف على القيمة الطبيعية بالنسبة له. السبب الآخر للقياس الدوري هو حقيقة أن ارتفاع ضغط الدم ليس لديه أي أعراض ما لم يصل إلى 120/200.

ومع ذلك فإن ضغط دم يصل إلى 140 ملليمتر زئبق "القراءة العليا وتسمى الضغط الانقباضي" و/أو 90 "القراءة الدنيا وتسمى الضغط الانبساطي" أو يزيد بشكل ثابت يعرف الشخص على أنه مريض بـ "ارتفاع ضغط الدم ". وقراءة تتراوح بين 120 و139 و/أو 80 و89 تعرفان الشخص بأنه يعاني من حالة تعرف بـ "ما قبل ارتفاع ضغط الدم".

هذان التشخيصان يتطلبان التدخل بتغيير نمط الحياة و/ أو تناول الأدوية لإن ترك ضغط الدم مرتفعاً يزيد من احتمال حدوث النزيف الدماغي أو الجلطة القلبية أو الدماغية أو المضاعفات الأخرى التي تحدث نتيجة لتصلب الشرايين أي أنه "عامل خطر".

قياس ضغط الدم يتطلب أخذ بعض الأشياء بعين الاعتبار لكي تكون القراءة سليمة. ألا وهي:

1. استخدام جهاز مناسب. بحيث يكون حجم السوار الذي يلتف حول الذراع مناسباً فلا يكون فضفاضاً ولا ضيقاً بل يطوق الذراع بشكل

مناسب. وبالنسبة للجهاز الإلكتروني يفضل النوع الذي يلتف حول الذراع بدل الرسغ وينفخ آلياً.

2. إذا شرب الشخص الشاي أو القهوة أو قام بالتدخين، عليه ألا يقيس ضغط دمه إلا بعد مضي قرابة النصف ساعة لإنها ترفع ضغط الدم مؤقتاً.

3. على الشخص الذي يريد قياس ضغط دمه أن يكون مرتاحاً وهادئاً وأن يرتاح خمس دقائق قبل القياس.

4. عند القياس جالساً، يسند الشخص ظهره إلى الكرسي ويمد ذراعه بحيث تكون على مستوى الصدر _ يضعها على طاولة _.

5. عند القياس أول مرة يتم قياس الضغط مرتين تفصل بينهما خمس دقائق في كل ذراع ثم حساب المتوسط. إذا ظهر فرق في المتوسط بين الذراع اليمنى واليسرى يتم قياس الضغط لاحقاً في الجهة ذات القراءة الأعلى. وبالنسبة للجهاز الإلكتروني يتم أخذ قراءتين تفصل بينهما خمس دقائق في كل مرة وحساب المتوسط.

6. عند قياس الضغط فأن القيمة العليا هي التي يظهر عندها الصوت والقيمة السفلى هي التي يختفي عندها الصوت. إذا انخفض ضغط الدم كثيراً ولم يختفي الصوت يمكن للشخص أن يعتمد القيمة التي أصبح الصوت عندها خافتاً وبعيداً.

بعد تشخيص إصابة الشخص بارتفاع ضغط الدم سيقوم الطبيب من خلال الفحص السريري وإجراء التحاليل باستثناء وجود مرض آخر يكون هو السبب في ارتفاع ضغط الدم بحيث يتم علاجه. أيضاً يقوم الطبيب باستثناء وجود مضاعفات لارتفاع ضغط الدم ومعرفة ما كان لدى المريض عوامل خطر أخرى تهدد صحة القلب والشرايين بحيث تعالج _ مثل السكري، ارتفاع الدهون الثلاثية والكولسترول، السمنة، التدخين، شرب المسكرات.... الخ.

ارتفاع ضغط الدم الأساسي _أي الذي ليس نتيجة لمرض آخر _ لا يشفى منه الشخص فهو نتيجة لتداخل عدة عوامل وراثية مع نمط حياة غير صحي. لذلك هدف العلاج هو الحفاظ على ضغط الدم المريض عند قيمة لا تشكل خطر _ أقل من 90/140 عامةً_ ويكون العلاج مدى الحياة.

يتكون العلاج من جانبين الجانب الدوائي والجانب المتعلق بتغيير نمط الحياة. إن تغيير نمط الحياة من خلال إتباع التعليمات التي سبق ذكرها عند الحديث عن ارتفاع الدهون الثلاثية والكولسترول _ أضف إليه عدم إضافة ملح الطعام إلى الأكل واستبداله بالليمون أو الخل أو التوابل العطرية _ يعزز من صحة الشخص ويساعد في خفض ضغط الدم بحيث يقلل من جرعة العلاج الدوائي وبالتالي أعراضه الجانبية. تغيير نمط الحياة يكون كافيا لمن يعانون من "ما قبل ارتفاع ضغط الدم".

هناك عدة أصناف دوائية والخيار محكوم بعدة عوامل. وقد لا يكفي نوع واحد للسيطرة على ضغط الدم المرتفع بل قد تصل العلاجات إلى ثلاث أو أربع أصناف. غالباً يبدأ الطبيب بجرعة صغيرة ثم يتدرج حسب الاستجابة للعلاج _ والتي قد لا تحدث مباشرة بل تظهر في ظرف أسابيع _ لكي يقلل الأعراض الجانبية. هذا يؤكد على ضرورة مراجعة الطبيب بانتظام.

عدوى المسالك التنفسية العلوية

المسالك التنفسية العلوية تبدأ من الأنف وتنتهي بالشعب الهوائية مروراً بالبلعوم واللوزتين، الحنجرة، والقصبة الهوائية. عدوى المسالك التنفسية العلوية تشمل التهاب الأنف، التهاب اللوزتين والبلعوم، التهاب الحنجرة، والتهاب القصبة الهوائية. ويضاف إليها التهاب الجيوب الأنفية والتهاب الأذن الوسطى.

الأشخاص الأصحاء الذين لا يعانون من أي أمراض مزمنة يتعافون تلقائيا في ظرف 7 إلى 10 أيام "عدوى حادة" ولا يوجد دليل حاسم إن استخدام المضادات الحيوية يسرع من التعافي إذ أن معظم الحالات تكون بسبب عدوى فيروسية والفيروسات لا تستجيب للمضادات الحيوية.

أن صرف المضادات الحيوية يعرض المريض لخطر التحسس؛ الأعراض الجانبية للمضادات الحيوية مثل الترجيع أو الإسهال؛ بالإضافة إلى تكاليف العلاج. وأهم نقطة هو أن استخدام المضادات الحيوية في غير محلها خصوصاً واسعة الطيف تسبب في مقاومة البكتيريا للمضادات الحيوية على مستوى العالم.

بسبب وجود بعض البكتيريا التي قد تسبب عدوى المسالك التنفسية العلوية وإصرار المريض على تناول المضاد الحيوي فقد يرى الطبيب صرف المضاد الحيوي بعد مضي 10 أيام من بدء الإعراض إذا لم يتحسن المريض.

الأنفلونزا هي عدوى فيروسية شديدة يتعافى معظم الأشخاص منها تلقائياً في ظرف أسبوع. لكن خطورتها تكمن في كونها شديدة العدوى و "تتفجر" في مناطق محددة أو عالمياً موسمياً، كما أنها تهدد حياة الأطفال وكبار السن ومن يعانون من أمراض مزمنة.

لا توجد أعراض خاصة بالأنفلونزا تفرقها من الأسباب الأخرى لعدوى المسالك التنفسية العليا. البداية المفاجئة جداً للحمى الشديدة ـ قد يتذكر المريض الساعة التي ارتفعت فيها حرارته ـ مع الإحساس بالبرودة، آلام العضلات ـ خاصة أسفل الظهر والساقين ـ ، آلام المفاصل، الصداع والضعف تليها الكحة واحتقان الحلق مميزة جداً بخلاف العدوى التنفسية الأخرى التي تكون فيها الكحة واحتقان الحلق موجودة منذ بداية المرض وتقلق المريض أكثر من بقية الأعراض الجسمية.

الأشخاص فوق ال 50 عاما، الأطفال والبالغين الذين يعانون من أمراض مزمنة مثل الفشل الكلوي، ضعف عضلة القلب، مرض الرئتين المزمن مثل الربو الشعبي، مرضى السكري، ومرضى فقر الدم المنجلي، مرضى الإيدز ومن يتعاطون الأدوية التي تخفض مناعة الجسم، بالإضافة للعاملين في المراكز الصحية ينصح بتلقيهم لقاح الأنفلونزا سنويا.

الخط الأول في علاج عدوى المسالك التنفسية العلوية هو العلاج الداعم من مخفضات حرارة، مسكنات ألم ومضادات احتقان. العلاج الطبيعي أيضا له دور فعلى المريض الراحة وشرب السوائل بكثرة لتعويض الفاقد بسبب الحمى كما أن الماء يلين البلغم وبالتالي يخفف الكحة ويمكن تناول العسل للكحة. بالإضافة إلى استنشاق بخار الماء وتناول المشروبات الدافئة "شوربة الدجاج مثالية جداً". التأكيد على العلاج الطبيعي يزداد مع المرأة الحامل لان معظم العلاجات لا يستحسن إعطائها في الحمل.

I0403983

www.ingramcontent.com/pod-product-compliance
Lightning Source LLC
Chambersburg PA
CBHW070359190526
45169CB00003B/1046
9781539304036